Mit Liebe Kochen,

ist Nahrung für die

Seele.

Lunch to go für Faule

Schnelle Rezepte zum Mitnehmen.

Meal Prep für Büro, Schule und Unterwegs.

Vital Food Academy

Inhaltsverzeichnis

Einleitung

Sie wollen Ihrem Kind das richtige Essen mit zur Schule geben? Das ist gar nicht so schwierig wie Sie vielleicht denken. Wie wäre es, wenn Sie Ihrem Kind ein vollwertiges Mittagessen mit in die Schule geben? Vollwertig und dann auch noch gesund. Und wissen Sie das Beste daran? Es ist auch noch sehr schmackhaft und super schnell zuzubereiten.

Gibt es auch Rezepte, die ich in meinem Alltag einbauen kann? Ich habe jedoch nicht viel Zeit und Lust zu kochen! Die Antwort auf diese Frage lautet: Ja. In diesem Buch finden Sie auch viele tolle Rezepte, die super gesund, sehr schmackhaft und vor allem schnell zubereitet sind.

Gesunde Lunch to go Rezepte für Kinder

Omelett-Burger mit Zucchini

Zutaten für 1 Portion

½ kleine Zucchini (ca. 70 g)
1 Stiel glatte Petersilie
1 Scheibe geräucherte Putenbrust (ca. 25 g)
1 Ei (L)
1 EL Milch (1,5 % Fett)
Salz
Pfeffer
Bei Amazon kaufen1 EL Rapsöl
1 Vollkornbrötchen (ca. 45 g)
1 EL Kräuterquark
1 Salatblatt
1 kleine Tomate (ca. 50 g)

Zubereitung

Arbeitszeit: 15 Min.

Schwierigkeit: Sehr einfach

Waschen, putzen und raspeln Sie eine halbe Zucchini grob. Waschen Sie nun die Petersilie, zupfen Sie die Blätter ab und schneiden Sie diese in dünne Streifen. Geben Sie Ei, Milch, etwas Salz und Pfeffer in eine kleine Schüssel und verquirlen Sie diese Mischung anschließend.

Mischen Sie die Zucchiniraspel, Petersilie und Putenstreifen unter. Erhitzen Sie etwas Rapsöl in einer kleinen Pfanne und gießen Sie die Eimasse hinein. Lassen Sie die Masse bei kleiner Hitze in 2-3 Minuten auf einer Seite fest werden (stocken).

Wenden Sie nun das Omelett, sodass auch diese Seite fest werden kann. Halbieren Sie nun das Vollkornbrötchen und bestreichen Sie es mit dem Kräuterquark.

Waschen Sie den Salat und belegen Sie die untere Brötchenhälfte damit.

Legen Sie nun das Omelett darauf. Schneiden Sie anschließend die Tomaten. Geben Sie diese auf das Omelett und legen Sie die obere Brötchenhälfte darauf.

Nun ist der Omelettburger fertig!

Toast-Röllchen

Zutaten für 4 Portionen

2 Scheiben Tramezzino
2 Scheiben Vollkorn-Tramezzini
1 Dose Thunfisch im eigenen Saft
2 EL Mayonnaise
1 Avocado
1 EL Zitronensaft
½ Bund Rucola
1 Möhre
1 Chicorée
1 EL Butter
4 Scheiben Putenschinken
2 EL Frischkäse
Salz
1 Prise Zucker
Pfeffer aus der Mühle

Zubereitung

Zubereitung in: 20 Min.

Schwierigkeitsgrad: ganz einfach

Halbieren Sie die Tramezzini jeweils einmal quer. Lassen Sie den Thunfisch abtropfen und verrühren Sie es mit Creme fraiche. Schmecken Sie es mit Salz und Pfeffer ab.

Schälen Sie die Avocado, halbieren Sie sie, entfernen Sie die Kerne und schneiden Sie sie in Streifen. Vermengen Sie es mit Zitronensaft.

Waschen Sie den Ruccola. Schälen Sie die Karotte und schneiden Sie es in karottenstifte. Waschen Sie den Chicoree. Entfernern Sie den Strunk und schneiden Sie es in Streifen. Schwitzen Sie die Karottenstifte in heißer Butter für ca. 1-2 Min. an. Geben Sie evtl. etwas Wasser hinzu. Nehmen Sie es vom Feuer und würzen Sie es mit Salz und Zucken.

Bestreichen Sie die Vollkorn-Tramezzini jeweils mit Thunfisch, legen Sie darauf die Avocado und den Rucola und rollen Sie es ein. Halbieren Sie es in der Mitte.

Bestreichen Sie die normale Tramezzini mit Frischkäse und verteilen Sie darauf das Gemüse.

Legen Sie die Schinkenscheiben darauf und rollen Sie es ein. Halbieren Sie auch diese in der Mitte.

Nun können Sie es servieren oder in die Lunchbox packen!

Saftiges Sandwich

Zutaten für 1 Portion

2 Scheiben Vollkorn-Weizentoast (à ca. 30 g)
1 EL Magerquark
1 Beet Kresse
3 Radieschen
Paprikapulver (edelsüß)
Salz
Pfeffer

Zubereitung

Zubereitung in: 10 Min.
Schwierigkeitsgrad: ganz einfach

Bestreichen Sie zunächst die Brotscheiben mit dem Quark. Schneiden Sie etwa die Hälfte der Kresse so ab, dass sie direkt auf eine Toastscheibe fällt. Verteilen Sie die Kresse darauf. Putzen und waschen Sie die

Radieschen und schnitzen Sie daraus jeweils 2 "Augen" und "Augenbrauen". Hacken Sie die restlichen Radieschen fein und geben Sie sie auf die Kresse. Salzen und pfeffern Sie das ganze leicht und bestreuen Sie es mit Paprikapulver.

Legen Sie die 2. Brotscheibe darauf und drücken Sie sie auf die andere Scheibe. Als Dekoration rücken Sie die 2 Radieschenaugen und Augenbrauen fest aufs Brot. Nutzen Sie die restliche Kresse als "Haare", dekorieren Sie entsprechend den Toast.

Schneiden Sie zum Schluss das Sandwich zickzackförmig, sodass das Sandwich einen "Monster-Mund" bekommt. Falls Sie ein lachendes Gesicht wollen: Schneiden Sie das Brot halbkreisförmig durch.

Zeit das Gericht einzupacken.

Hirsesalat mit Gurke, Minze und Tomaten

Zutaten für 2 Portionen

100 g Hirse
Salz
1 Mini-Salatgurke
4 Stiele Petersilie
2 Stiele Minze
2 Tomaten
½ Zitrone
EL Olivenöl
Pfeffer

Zubereitung

Zubereitung in: 15 Min.
Schwierigkeitsgrad: ganz einfach

Kochen Sie 175 ml Wasser auf, streuen Sie die Hirse hinein und rühren Sie es um. Reduzieren Sie am Besten sofort die Hitze und kochen Sie die Hirse für 7 Minuten zugedeckt bei kleinster Hitze. Rühren Sie sie dabei mehrfach gründlich um.

Nehmen Sie den Topf vom Herd und lassen Sie die Körner für weitere 12 Minuten zugedeckt quellen. Füllen Sie es in eine Schüssel, salzen Sie es und lassen Sie es abkühlen.

Waschen Sie in der Zwischenzeit die Gurke, halbieren, entkernen Sie sie und würfeln Sie sie fein. Waschen Sie die Tomaten, vierteln Sie sie, schneiden Sie die Stielansätze heraus, entkernen Sie die Tomaten und würfeln Sie sie. Pressen Sie die Zitrone aus.

Geben Sie alle vorbereiteten Zutaten in eine Schüssel und geben Sie sie mit Hirse, Olivenöl und Zitronensaft zusammen, würzen Sie es mit Salz und Pfeffer. Zeit das Gericht einzupacken.

Herzhaftes Quark-Käse-Brötchen

Zutaten für 1 Portion

1 kleine Schalotte

50 g Weichkäse (z.B. milder Brie)

2 EL Magerquark (ca. 50 g)

1 Msp. Salz

1 Msp. Pfeffer

½ TL Paprikapulver (edelsüß)

1 kleine Tomate (ca. 40 g)

1 Vollkornbrötchen (ca. 60 g)

Zubereitung

Zubereitung in: 10 Min.

Schwierigkeitsgrad: ganz einfach

Schälen Sie zunächst die Schalotte und schneiden Sie es in sehr kleine Würfel. Entfernen Sie die Rinde vom Käse und geben Sie ihn in eine kleine Schüssel.

Zerdrücken Sie den Käse mit einer Gabel. Rühren Sie den Quark und die Schalotten unter. Geben Sie ggf. etwas Wasser hinzu falls die Masse zu fest ist. Würzen Sie die Mischung mit Salz, Pfeffer und Paprikapulver.

Waschen Sie die Tomaten und schneiden Sie die Stielansätze heraus. Halbieren Sie das Brötchen und höhlen Sie es leicht aus. Bestreichen Sie die Hälften mit der Quark-Käse-Mischung und belegen Sie es mit Tomatenscheiben. Klappen Sie die Brötchenhälften wieder zusammen.

Zeit das Gericht einzupacken.

Eiweiß Brot

Zutaten für 1 Laib

100 g Mandelmehl
100 g Dinkelmehl
100 g Buchweizenmehl
½ kg Kartoffeln
1 TL Natron
2 EL Leinsamen
Wasser nach Bedarf, ca. ½ Liter.

Zubereitung

in: 90 Min.

Schwierigkeitsgrad: ganz einfach

Die Kartoffeln als Pellkartoffeln zubereiten und dann mit etwas Wasser zu Kartoffelbrei verarbeiten. Dann die Mehlmischungen und den Leinsamen unterrühren und langsam das Wasser hinzufügen. Der Teig wird glatt verarbeitet und das Natron untergemengt. Anschließend den Brotlaib formen und in eine ausgelegte Backform geben. Im vorgeheizten Ofen ca. 90 Minuten bei 180 °C backen.

Alternativ können Sie das Brot auch aus gekeimten Getreide herstellen, also aus gekeimten Dinkelkörnern. Für 250 g Dinkelkörner benötigen Sie etwa 100 ml Wasser zum Quellen. Sie können dann auch noch etwas Leinsamenöl oder Olivenöl hinzufügen sowie auch Gewürze und getrocknete Tomaten. Die Körner werden in der Regel mehrere Tage lang in einem passenden Glas gekeimt und dann mit den restlichen Zutaten im Mixer zu einer Masse verarbeitet.
Dieses Brot ist mit einem Fladenbrot vergleichbar

Fladenbrot mit Feta-Spinat-Füllung

Zutaten für 4 Portionen

4 Eier

1 Prise Salz

250 g Mehl

200 ml Milch

200 ml Mineralwasser

Butter zum Backen

Für die Füllung

300 g Blattspinat TK

1 Zwiebel

1 Knoblauchzehe

2 EL Butter

50 g Crème fraîche

100 g geriebener Schafskäse gerieben

Salz

Pfeffer aus der Mühle

Muskat

Zubereitung

Zubereitung in: 50 Min.

Schwierigkeitsgrad: ganz einfach

Tauen Sie den Spiant auf und drücken Sie ihn gut aus. Geben Sie alle Zutaten in einen halbhohen Becher. Verrühren Sie es mit einem Pürierstab rasch zu einem glatten Teig. Lassen Sie es ca. 20 Min. ruhen.

Dünsten Sie in der Zwischenzeit den aufgetauten Spinat mit gehackten Zwiebeln und Knoblauch in Butter an, Rühren Sie die Creme fraiche, den Käse unter und würzen Sie es mit Salz und Pfeffer.

Backen Sie aus dem Teig Pfannkuchen in einer beschichteten Pfanne und verstreichen Sie auf eine Hälfte etwas von der Füllung. Klappen Sie es zusammen und schneiden Sie es in Stücke. Machen Sie das solange, bis Sie keine Zutaten mehr haben.

Der abgekühlte Fladen kann nun eingepackt werden.

Pfannkuchen mit Hackfleisch-Füllung

Zutaten für 4 Portionen

Für den Teig

150 g Mehl

2 Eier

Salz

300 ml Milch

Für die Füllung

1 Schalotte

1 Knoblauchzehe

Pflanzenöl zum Braten

400 g gemischtes Hackfleisch

3 Tomaten

2 Frühlingszwiebeln

Pfeffer aus der Mühle

½ TL Chiliflocken

2 Salatherzen

200 g saure Sahne oder Frischkäse

Zubereitung

Zubereitung in: 30 Min.
Schwierigkeitsgrad: ganz einfach

Für den Teig das Mehl mit den Eiern, einer Prise Salz und der Milch verrühren und 20 Minuten ruhen lassen. Heizen Sie den Backofen auf 80°C Ober- und Unterhitze vor.

Ziehen Sie nun die Schalotte und den Knoblauch ab. Hacken Sie beides fein und schwitzen Sie es in einer heißen Pfanne mit Öl glasig. Geben Sie das Hackfleisch hinzu und braten Sie es krümelig.

Waschen Sie die Tomaten und vierteln Sie sie. Entfernen Sie den Stielansatz, die Kerne und schneiden Sie das Fruchtfleisch in Würfel.

Putzen Sie die Frühlingszwiebeln. Schneiden Sie sie in feine Ringe und geben Sie sie zusammen mit den Tomaten in das Hackfleisch. Alles mit Salz, Pfeffer und Chiliflocken abschmecken und warm halten.

Die Blätter von dem Salat lösen, waschen, putzen und trocken schütteln. Erhitzen Sie in einer Pfanne (ca. 20 cm Durchmesser) etwas Öl und gießen Sie eine kleine Schöpfkelle vom Teig hinein. Durch leichtes Drehen und Kippen der Pfanne den Teig gleichmäßig verlaufen lassen und von beiden Seiten goldbraun braten. Nehmen Sie sie heraus. Lassen Sie sie auf Küchenkrepp abtropfen und machen Sie das Gleiche auch mit dem restlichen Teig.

Backen Sie insgesamt 8 Crepes. Breiten Sie die Crepes auf einer Küchenarbeitsplatte aus und bestreichen Sie sie mit Sauerrahm oder Frischkäse. Gehen Sie dabei ganz nach Ihrem Geschmack. Legen Sie anschließend nach Belieben mit etwas Sauerrahm oder Frischkäse bestreichen, je 1-2 Salatblätter auflegen und Salatblätter darauf und nun die Hackfleischmasse. Schlagen Sie eine Seite des Crepes leicht zur Mitte ein und rollen Sie ihn sodann auf. Wickeln Sie die Crépes nun in eine Serviette . Danach kann das Gericht eingepackt werden.

Brokkoli Quarktaschen

Zutaten für 2 Protionen

1 Kopf Brokkoli
150g Frischkäse
200g Magerquark
40 Tomaten, getrocknet
40g Gouda, gerieben
½ Bund Petersilie
1 Knoblauchzehe
1 Prise Salz
1 Prise Pfeffer
20ml Kokosöl
60ml Milch
200g Mandeln, gemahlen
20g Mandelmehl
1 Teelöffel Backpulver
1 Eiklar
1 Prise heller Sesam

Zubereitung

Arbeitszeit: 20 Min.

Backzeit: 25 Min.

Schwierigkeitsgrad: einfach

Ofen auf 200 Grad vorheizen. Backblech mit Backpapier auslegen.

Brokkoli waschen und in Röschen aufteilen. In einem Topf voller Salzwasser für fünf Minuten aufkochen. Abgießen und mit kaltem Wasser abschrecken. Anschließend klein würfeln. Den halben Bund Petersilie zusammen mit den getrockneten Tomaten fein hacken. Knoblauch fein würfeln. Knoblauch, Tomaten und Petersilie mit dem Gouda und Frischkäse vermengen und mit Salz und Pfeffer würzen. Anschließend den Brokkoli dazu geben und nochmals gut vermischen.

Für den Teig Magerquark, Kokosöl, Milch und etwas Salz vermischen. Die gemahlenen Mandeln, Mandelmehl und Backpulver dazu geben und ordentlich verkneten bis eine zusammenhängende Teigmasse entsteht.

Den Teig dann ca. 20 Minuten ruhen lassen. Den Teig auf einer bemehlten Arbeitsfläche und zu einem Rechteck ausrollen und in sechs gleich große Stücke zerteilen.
Die Füllung auf eine Hälfte der Stücke geben. Den Rand mit etwas Eiweiß bestreichen. Nun die andere Hälfte des Teiges über die Füllung schlagen und die Ränder dabei zusammendrücken.
Danach ab aufs Backblech. Quarktaschen mit Eiweiß bepinseln und noch den hellen Sesam darüber verteilen. Anschließend für ca. 25 Minuten goldbraun knusprig backen.

Nun können Sie das Gericht in die Lunchbox packen.

Strudel mit Zucchini-Schinkenfüllung

Zutaten für 4 Portionen

1 Zucchini

150 g gekochter Schinken

4 Frühlingszwiebeln

2 EL Butter

2 EL frisch gehackte Petersilie

Salz

Pfeffer aus der Mühle

350 g Strudelteig

120 g Frischkäse

60 g geriebener Käse z. B. Emmentaler

Zubereitung

Arbeitszeit: 15 Min.

Backzeit: 25 Min.

Schwierigkeit: einfach

Heizen Sie den Ofen auf 180°C Umluft vor. Waschen Sie die Zucchini waschen und schneiden Sie sie in kleine Würfel. Würfeln Sie auch den Schinken. Waschen Sie anschießend die Frühlingszwiebeln und schneiden Sie sie in Ringe. Schwitzen Sie alle bisher vorbereiteten Zutaten in einer heißen Pfanne mit einem EL Butter an. Nehmen Sie es anschließend von dem Herd. Lassen Sie es abkühlen und mischen Sie die Petersilie hinunter. Schmecken Sie es mit Salz und Pfeffer ab. Breiten Sie den Teig aus und schneiden Sie in 4 Rechtecke (à ca. 20x20 cm). Bestreichen Sie jedes Rechteck mit Frischkäse. Lassen Sie aber den Rand frei. Verteilen Sie nun die Füllung auf dem Frischkäse. Schlagen Sie nun die seitlichen Ränder über die Füllung und rollen Sie sie auf. Falls nötig, den Rand mit Wasser bepinseln und gut andrücken. Legen Sie sie auf ein mit Backpapier belegtes Backblech. Zerlassen Sie die übrige Butter und bestreichen Sie damit die Strudelröllchen. Bestreuen Sie sie nun noch mit dem Käse und backen sie sie im Ofen für ca. 25 Minuten im Ofen goldbraun. Sobald sie fertig sind, lassen Sie den Strudel noch auskühlen, dann kann er eingepackt werden.

Hackfleischbällchen mit Kräutern und Dip

Zutaten für 6 Portionen

¼ Bund Petersilie (5 g)
800 g Rinderhackfleisch
4 EL Haferflocken (30 g)
2 EL Senf (40 g)
1 Ei
Salz
Pfeffer
Paprikapulver
Olivenöl bei Amazon bestellen4 EL Olivenöl
2 Stiele Minze
300 g griechischer Joghurt (10 % Fett)

Zubereitung

Zubereitung in: 35 Min.

Schwierigkeitsgrad: ganz einfach

Für die Fleischbällchen waschen Sie die Petersilie und hacken diese. Verkneten Sie zunächst Hackfleisch, Haferflocken, Senf, Ei und Petersilie miteinander und schmecken Sie die Mischung mit Salz, Pfeffer und Paprikapulver ab.

Aus der Hackfleischmasse mit angefeuchteten Händen etwa 24 kleine Bällchen formen. 3 EL Öl in einer großen Pfanne erhitzen. Braten Sie die Bällchen portionsweise bei mittlerer Hitze in etwa 4–5 Minuten von allen Seiten goldbraun an.

Für den Dip waschen Sie bitte zunächst die Minze, zupfen die Blätter ab und hacken diese. Vermischen Sie den Joghurt mit dem restlichen Öl und der Minze. Würzen Sie es mit Salz und Pfeffer.

Packen Sie im Anschluss die Hackbällchen zusammen mit dem Dip in die Lunchbox.

Fischstäbchen Sandwich

Zutaten für 2 Portionen

4 Fischstäbchen
4 Blätter Kopfsalate
150 g Salatgurken
2 Vollkorntoasties
2 Teelöffel Remoulade

Zubereitung

Zubereitung in: 20 Min.
Schwierigkeitsgrad: ganz einfach

4 Fischstäbchen gem. der Packungsangabe im Backofen backen. Waschen Sie danach 4 Blatt Kopfsalat und auch 150 g Gurke. Schneiden Sie die Gurke in Stifte.

Toasten Sie die Toasties entsprechend der Packungsbeilage und halbieren Sie sie. Bestreichen Sie die Toasties, die jeweiligen Hälften, mit einem Teelöffel Remoulade und belegen Sie sie mit Salat.

Legen Sie die Fischstäbchen darauf und garnieren diese noch mit Gurkenstäbchen aus. Zum Schluss legen sie eine getoastete Scheibe des Toasties als Deckel oben drauf. Nun ist es fertig zum Einpacken.

Knusperfisch

Zutaten für 2 Portionen

2 Scheiben Toastbrot
1 El Butter
4 Tomaten
60 g junger Gouda
3 El Schnittlauchröllchen
300 g Seelachsfilets
Salz
Pfeffer

Zubereitung

Arbeitszeit: 30 Min.
Schwierigkeit: Einfach

Heizen Sie den Ofen auf 200 Grad vor. Würfeln Sie die Toastscheiben in feine Stücke. Geben Sie etwas Butter in eine Pfanne und braten Sie darin die Toastwürfel an, bis diese goldbraun sind.

Stellen Sie diese beiseite und schneiden Sie die Tomaten in Scheiben und schneiden Sie die Stielansätze heraus. Reiben Sie den Gouda und mischen Sie diesen mit den Croûtons und den Schnittlauch.

Schneiden Sie das Seelachsfilet in 2 Portionen und würzen Sie sowohl den Fisch als auch die Tomaten mit Salz und Pfeffer. Geben Sie die Tomatenscheiben fächerartig in eine Auflaufform (18cm Ø) und legen Sie darauf die Fischfilets. Streuen Sie die Croûton-Mischung über den Fisch.

Schieben Sie die Auflaufform in den heißen Ofen und backen Sie das Ganze auf mittlerer Schiene für ca. 15-20 Min.

Nach dem Abkühlen kann das Gericht in die Lunchbox gepackt werden.

Nudelpuffer

Zutaten für 2 Portionen

100 g Capellini
2 Eier
50 ml Schlagsahne
2 El Thymianblättchen
Salz
Pfeffer
2 El Butterschmalz

Zubereitung

Arbeitszeit: 15 Min.
Schwierigkeit: Einfach

Zerbrechen Sie die Nudeln grob und garen Sie sie bissfest gem. der Packungsanleitung in Salzwasser. Gießen Sie ab, spülen Sie sie kalt ab und lassen Sie sie gut abtropfen.

Verquirlen Sie die Eier mit der Sahne und würzen Sie die Mischung mit Thymian, Salz und Pfeffer.

Mischen Sie nun die Nudeln unter die Eiersahnemischung. Erhitzen Sie das Butterschmalz anschließend in einer Pfanne. Geben Sie jeweils 2 El der Nudelmasse in die Pfanne und backen Sie die Puffer von jeder Seite für 2 bis 3 Minuten goldbraun.

Danach lassen Sie sie kurz auf einem Küchenpapier abtropfen, dann ist es fertig zum Einpacken.

Würstchenspieße

Zutaten für 6 Portionen

1 Zucchini, (200 g)
1 rote Paprikaschote
1 gelbe Paprikaschote
12 Champignons
18 Rostbratwürstchen, Nürnberger
3 El Olivenöl
Salz
Pfeffer
300 g Sahnejoghurt
2 Tl Senf, mittelscharf
4 Tl Tomatenketchup
3 El Schnittlauchröllchen

Zubereitung

Arbeitszeit: 30 Min.
Schwierigkeit: Einfach

Weichen Sie zunächst 12 Holzspieße für 10 Min. in warmen Wasser ein. Putzen Sie die Zuccini und Paprika und schneiden Sie sie in 2 cm große Stücke. Putzen Sie nun die Pilze und halbieren Sie die Würstchen.

Stecken Sie das Gemüse und die Würstchen abwechselnd auf die Spieße. Erhitzen Sie Öl in einer Pfanne und braten Sie die Würstchenspieße bei mittlerer Hitze für 8 bis 10 Min. rundherum 10 Min. goldbraun an. Salzen und pfeffern Sie die Spieße nun noch leicht.

Verrühren Sie in der Zwischenzeit, Joghurt mit Senf, Ketchup und Schnittlauch und eine Prise Salz. Servieren Sie diesen Dip zu den Spießen. Sie wollen diese Spieße nicht in der Pfanne zubereiten? Kein Problem: Nutzen Sie den Grill! Das geht genauso gut und schmeckt ebenfalls hervorragend!

Möhren-Frischkäse-Nudeln

Zutaten für 4 Portionen

1 Zwiebel
300 g Möhren
0.5 Bund glatte Petersilie
1 El Butter
1 Tl mildes Currypulver
Salz
200 g Vollkorn-Hörnchennudeln
100 g Frischkäse
150 ml Milch
Pfeffer

Zubereitung

Arbeitszeit: 30 Min.
Schwierigkeit: Einfach

Würfeln Sie die Zwiebeln fein und putzen Sie die Möhren. Schneiden Sie sie in 3 cm lange Stifte und hacken Sie die Petersilie grob.

Erhitzen Sie Butter in einer Pfanne und dünsten Sie die Zwiebeln für ca. 2 Min. an. Geben Sie anschließend Möhren, Curry und 1 Prise Salz hinzu und dünsten Sie es für ca. 5 Min. bei mittlerer Hitze.

Garen Sie in der Zwischenzeit die Nudeln entsprechend der Packungsanleitung in Salzwasser. Geben Sie Petersilie, Frischkäse und Milch zu den Möhren hinzu, verrühren Sie alles sehr gut und lassen Sie es einmal aufkochen.

Gießen Sie anschließend die Nudeln ab, würzen Sie die Sauce mit Salz und Pfeffer und mischen Sie die Nudeln mit der Sauce. Fertig ist ein super leichtes erfrischendes Gericht.

Eiweißbrötchen

Zutaten für 4 Portionen

3 Eier
250g Magerquark
2 Esslöffel Sonnenblumenkerne
2 Esslöffel Leinsamen
1 Esslöffel Kürbiskerne
15g Flohsamenschalen
50g Haferkleie
2 Esslöffel Sojaflocken
1 Packung Backpulver
1 Prise Salz

Außerdem:
2 Esslöffel Sesamkörner

Zubereitung
Arbeitszeit: 40 Min.
Schwierigkeit: Normal

Den Ofen auf 200 Grad vorheizen. Ein Backblech mit Backpapier auslegen.

Eier und Magerquark in einer Schüssel miteinander vermengen. Nach und nach die restlichen Zutaten dazugeben und zu einer homogenen Masse verarbeiten. Die Masse für zehn Minuten zugedeckt ruhenlassen.

Hände anfeuchten und aus dem Teig vier gleichgroße Brötchen formen. Diese auf dem Blech platzieren, mit Sesam bestreuen und anschließend für 30 Minuten in den Ofen geben.

Nach dem Abkühlen, können die Brötchen in die Lunchbox gepackt werden.

Die Brötchen schmecken mit und ohne Belag.

Fleischbällchen-Nudeln

Zutaten für 2 Portionen

200 g Mett
1 El Thymian
Pfeffer
1 El Olivenöl
1 Zwiebel
1 Knoblauchzehe
1 Kohlrabi (350 g)
180 g Fettucine
Salz
150 ml Schlagsahne
1 Spritzer Zitronensaft
3 El geriebener ital. Hartkäse (z.B. Grana padano)

Zubereitung

Arbeitszeit: 15 Min.
Schwierigkeit: Einfach

Mischen Sie 200 g Mett mit 1 El gehacktem Thymian. Würzen Sie die Mischung mit Pfeffer und formen Sie sie zu kleinen Bällchen. Würfeln Sie anschließend eine Zwiebel und eine Knoblauchzehe.

Waschen Sie den Kohlrabi, schälen Sie ihn und schneiden Sie ihn in 2 cm. Große Stücke. 180 g Fettuccine in reichlich kochendem Salzwasser nach Packungsanweisung bissfest garen. Gießen Sie die Nudeln ab. Bitte fangen Sie jedoch 150 ml des Nudelwassers auf. Sie brauchen es noch!

Braten Sie nun die Fleischbällchen in einer Pfanne in 1 El heißem Olivenöl rundherum 3 Min. an und nehmen Sie sie heraus. Zwiebeln, Knoblauch und Kohlrabi im Bratensatz 2 Min. dünsten. Gießen Sie nun das Nudelwasser hinzu und garen Sie die Mischung für 7 Minuten. Die Pfanne sollte dabei zugedeckt sein. Geben Sie anschließend 150 ml Schlagsahne, 1/2 El Thymian und die Klößchen hinzu. Schmecken Sie die Sauce mit Salz, Pfeffer, 1 Spritzer Zitronensaft und 3 El geriebenem ital. Hartkäse (z. B. Grana padano) ab. Mischen Sie die Nudeln unter, danach kann es eingepackt werden.

Bunte Bratwurstspieße mit Apfel und Gemüse

Zutaten für sechs Personen

1 grüner Apfel
1 kleine gelbe Zucchini
2 kleine rote Zwiebeln
12 Rostbratwürstchen
1 Esslöffel Rapsöl
1 Esslöffel süßer Senf
1 Esslöffel Apfelsaft
1 Prise Pfeffer

Zubereitung

Arbeitszeit: 30 Min.

Schwierigkeit: Einfach

Apfel schälen, waschen, Strunk entfernen, halbieren, entkernen, vierteln und diese in Scheiben schneiden. Zucchini waschen, Enden abschneiden, halbieren und diese in Scheiben schneiden.

Zwiebel schälen, waschen und achteln. Würstchen quer halbieren und abwechselnd mit den anderen Zutaten aufspießen.

Öl, Senf und Apfelsaft in eine Schüssel geben und miteinander verquirlen. Mit Pfeffer würzen. Die Spieße in die Mischung eintauchen und für zehn Minuten in der geölten Pfanne garen lassen. Dabei mehrmals wenden.
Dann ist es Zeit das Gericht einzupacken.

Schnelle und einfache Rezepte – für Genießer

Nudeln sind perfekt für schnelle Rezepte. Sie sind in 10 Minuten zubereitet und sowohl einfache Spaghetti mit Salbei Butter, Nudeln mit der klassischen Tomatensauce, aber auch mit jeder anderen Art von Gemüse, schmecken einfach köstlich. Auch zu einfachen Fleischgerichten und Hühnchen mit Sauce sind sie die perfekte Beilage, da sie vor allem für gehaltvolle Saucen einen tollen Rahmen bieten.

Schnelle Rezepte aus der Gemüseküche

Die meisten Gemüsesorten schmecken sogar als Solisten auf dem Teller. Je nach Jahreszeit lassen sich die gesunden Zutaten aus dem Gemüsegarten aber auch ganz wunderbar miteinander kombinieren. Vor allem als Auflauf sind sie schnell und unkompliziert zubereitet.

In diesem Buch zeige ich Ihnen viele weitere schmackhafte, einfach und schnelle Gerichte, die Sie begeistern werden! Gerichte fürs Mittagessen, aber auch als Dessert! Seien Sie gespannt!

Mittagessen

Kalte Lasagne

Zutaten für 4 Portionen

1 Paket Brot (Schwarzbrot) oder Pumpernickel
400 g Schmand
400 g Frischkäse
4 Tomaten
1/2 Paprikaschote, rot
4 Scheiben Schinken, gekochter
1 Zwiebel
1 EL Tomatenmark
4 kleine Gewürzgurken

Zubereitung

Arbeitszeit: ca. 25 Min.
Schwierigkeitsgrad: simpel

Hacken Sie zunächst die Zwiebeln und die Gewürzgurken sehr fein. Zerkleinern Sie anschließend die Tomaten und die Paprika, nachdem Sie beide entkernten.

Schneiden Sie den gekochten Schinken in feine Stücke. Mischen Sie anschließend den Schmand und den Frischkäse miteinander und heben Sie die bisher zerkleinerten Zutaten darunter.

Legen Sie nun den Boden einer Auflaufform mit dem Brot aus. Verteilen Sie 1/3 der Masse darauf, sodann folgt wieder eine Lage Brot und dieses wird erneut mit dem Gemisch bedeckt.

Nun folgt noch eine dritte Brotschicht und die restliche Masse, die oben drauf verteilt wird.

Wenn die Lasagne abgekühlt ist, kann sie in 4 Portionen geschnitten werden und in die Lunchbox eingepackt werden.

Gyrossalat

Zutaten für 6 Portionen

500 g Fleisch (Gyrosfleisch)
400 g Naturjoghurt (1,5 % Fett)
200 g Schmand
1 Salatgurke
1 Kohlrabi
2 Möhren
1 Zwiebel (Gemüsezwiebel)
300 g Kirschtomaten
3 Zehen Knoblauch
400 g Nudeln (Fadennudeln), gekocht

Zubereitung

Arbeitszeit: ca. 25 Min.
Ruhezeit: ca. 2 Std.
Schwierigkeitsgrad: simpel

Raspeln Sie zunächst die Möhren und den Kohlrabi fein. Schneiden Sie die Gemüsezwiebel in Ringe.

Braten Sie das Gyrosfleisch an und geben Sie die Möhren und den Kohlrabi hinzu. Lassen Sie alles nun fertig garen.

Mischen Sie anschließend den Joghurt und den Schmand miteinander und pressen Sie auch die Knoblauchzehen hinein.

Reiben Sie anschließend die Gurke fein und mischen Sie auch diese unter.

Geben Sie das kalte Gyrosfleisch nun zusammen mit dem Gemüse in den Joghurt.

Vierteln Sie die Kirschtomaten und heben Sie diese, zusammen mit den Gemüsezwiebeln unter.

Zuletzt fügen Sie noch die Nudeln hinzu. Stellen Sie den Salat danach für 2 Stunden in den Kühlschrank. Wissen Sie was super dazu passt? Fladenbrot! Versuchen Sie es.

Tofu Curry

Ein Curry mit Brokkoli, zarten Schoten und leckeren Möhrchen ist genau das richtige um entspannt in die Woche zu starten.

Zutaten für 4 Personen

500 g kleine Möhren
300 g Brokkoli
1 Schalotte
200 g Tofu
2 EL Öl
50 g rote Currypaste
1 Dose(n) (à 400 ml) Kokosmilch
150 g TK-Zuckerschoten
1 Bund Koriander
Salz

Zubereitung

Fertig in 25 Minuten

Schwierigkeitsgrad: ganz einfach

Schälen, waschen und halbieren Sie die Möhren je nach Größe längs oder vierteln Sie sie. Putzen und waschen Sie den Brokkoli. Schälen Sie die Schalotte und schneiden Sie sie in dünne Streifen.

Würfeln Sie den Tofu. Braten Sie den Tofu in heißem Öl an und nehmen Sie es heraus. Dünsten Sie die Schalotten und Möhren im Bratfett an. Lassen Sie die Currypaste kurz mit anschwitzen. Löschen Sie alles mit Kokosmilch und 200 ml Wasser ab und lassen Sie es aufkochen. Lassen Sie es 8–10 Minuten köcheln.

Fügen Sie Brokkoli und gefrorene Zuckerschoten hinzu und lassen Sie es für 3–4 Minuten mit garen. Geben Sie den Tofu wieder zu und erwärmen Sie ihn kurz. Waschen Sie jetzt den Koriander, schütteln Sie ihn trocken und zupfen Sie die Blättchen ab. Schmecken sie das Curry mit Salz ab und bestreuen Sie es mit Koriander.

Dazu passt Basmatireis.

Cannelloni

Zutaten für 6 Portionen

2 Zwiebeln, gewürfelt
500 g Hackfleisch, gemischtes
400 g Tomaten (Pizzatomaten), gehackte
2 Eier
400 g Frischkäse mit Kräutern
500 g Cannelloni
0,38 Liter Brühe
1 EL Saucenbinder
150 g saure Sahne
200 g Käse (Gouda), geriebener
Salz und Pfeffer
Muskat
Zucker
Gewürz(e), gemischte, italienische Art

Zubereitung

Arbeitszeit: ca. 40 Min.

Schwierigkeitsgrad: normal

Braten Sie das Hackfleisch gemeinsam mit den gewürfelten Zwiebeln in einer heißen Pfanne krümlig an. Geben Sie die Pizzatomaten hinzu und schmecken Sie es mit Gewürzen ab.

Verrühren Sie die Eier mit 200 g Kräuterfrischkäse und geben Sie es zu der Hackfleischmasse hinzu.

Füllen Sie die Masse in die Cannelloni und legen Sie sie in eine Auflaufform.

Erhitzen Sie die Brühe und lösen Sie darin 200 g des Kräuterfrischkäses ein. Streuen Sie einen Esslöffel Saucenbindemittel hinein und lassen Sie es aufkochen. Rühren Sie die saure Sahne ein und schmecken Sie es mit Salz, Pfeffer und Muskat ab. Gießen Sie anschließend die Sauce über die Cannelloni und bestreuen Sie es mit dem geriebenen Gouda. Garen Sie das ganze bei 200 °C für ca. 35 Min. im Backofen. Nach dem Abkühlen, kann das Gericht eingepackt werden.

Vegane Spinat-Tofu-Pfanne

Zutaten für 4 Portionen

20 g Ingwer
2 große Paprikaschoten, rot
1 Pck. Tofu, (Bio)
500 g Brokkoli
3 Lauchzwiebeln
3 EL Sesamöl
80 ml Teriyakisauce
1 Pck. iglo veganer Spinat mit Alpro, tiefgefroren
2 Stiel/e Koriander
Pfeffer

Zubereitung

Arbeitszeit: ca. 25 Min.
Koch-/Backzeit: ca. 20 Min.
Schwierigkeitsgrad: simpel

Schälen Sie den Ingwer und reiben Sie ihn fein. Halbieren Sie die Paprika, waschen Sie sie und schneiden Sie sie in kleine Würfel.

Schneiden Sie den Tofu in Würfel. Waschen Sie den Brokkoli und teilen Sie die kleinen Brokkoliröschen. Erhitzen Sie etwas Sesamöl in einer Pfanne. Braten Sie das Tofu darin für ca. 5 Min. an. Löschen Sie es mit 70 ml Teriyaki-Sauce ab. Rühren Sie es noch einmal um und nehmen Sie es sodann heraus.

Erhitzen Sie die Pfanne erneut. Dünsten Sie den Ingwer und Paprika für 4 bis 6 Min. an. Geben Sie den Brokkoli hinzu und dünsten Sie diesen auch für weitere 5 Min. an. Geben Sie den Spinat hinzu und lassen Sie es für ca. 8 Min. leicht kochen.

In der Zwischenzeit waschen Sie die Lauchzwiebeln und schneiden Sie sie in Ringe. Waschen Sie den Koriander und zupfen Sie die Blätter ab. Schneiden Sie diese fein. Geben Sie anschließend den Tofu zum Gemüse, heben Sie es unter und erhitzen Sie es. Schmecken Sie das Gericht mit Pfeffer und Teriyaki-Sauce ab und bestreuen Sie es mit Koriander.

Schnelle Puten-Pilz Pfanne

Zutaten für 2 Personen

800 g Putenfleisch, geschnetzelt
500 g Champignons, braune oder weiße, in dünne Scheiben geschnitten
800 g Tomaten, gehackte aus der Dose
1 Becher Schmand oder Creme Frauchen
4 Zwiebeln, klein geschnitten- oder gewürfelt
4 Zehe/n Knoblauch, klein geschnitten- oder gewürfelt
Salz und Pfeffer
Paprikapulver
Fett, für 2 Pfannen

Zubereitung

Arbeitszeit: ca. 20 Min.

Koch-/Backzeit: ca. 15 Min.

Schwierigkeitsgrad: normal

Stellen Sie eine große und eine kleinere Pfanne bereit. Erhitzen Sie Fett in der großen Pfanne auf mittlerer Stufe und braten Sie das Fleisch rundum an. Geben Sie Zwiebeln und Knoblauch zu und braten Sie es kurz mit. Schmecken Sie es nach Wunsch ab. Drehen Sie die Hitze auf niedrigste Stufe zurück und packen Sie den Deckel drauf.

In der kleineren Pfanne erhitzen Sie Fett, geben die Champignons zu und braten sie kurz an. Reduzieren Sie die Hitze schnell, geben Sie die Dosentomaten zu und schmecken Sie es ab.Geben Sie die Champignon- Tomatenmasse nun in die Pfanne zum Fleisch und heben Sie sie unter. Heben Sie jetzt einen halber Becher Schmand vorsichtig unter.

Packen Sie das Gericht in eine auslaufsichere Box. Mit Brot oder Brötchen dazu ein vollwertiges Essen mit saftigem "Brottunken".

Basische Bratlinge (Burger)

Zutaten für 4 Bratlinge

1 Möhre
1 Zwiebel
1 rote Paprika
2 Frühlingszwiebeln
1 Tasse Buchweizen
1 EL Buchweizenmehl
1 EL frisch gehackte Petersilie
4 EL Olivenöl
½ TL Kristallsalz
½ TL Pfeffer, Wasser nach Bedarf.

Zubereitung

Arbeitszeit: ca. 20 Min.

Koch-/Bratzeit: ca. 5 Min.

Schwierigkeitsgrad: einfach

Der Buchweizen wird mit 2 Tassen Wasser gekocht und dann ca. 10 Minuten stehengelassen, damit er quellen kann.

In der Zwischenzeit das Gemüse klein verarbeiten und die geschälten Möhren raspeln. Dann mit etwas Öl erhitzen und das Gemüse kurz andünsten lassen.

Anschließend mit dem Buchweizen gut vermengen und würzen. Aus dieser Mischung die Bratlinge formen und beidseitig goldbraun anbraten.

Rühreier delux

Zutaten für 4 Personen

2 Dosen (à 425 ml) "Mexiko"-Mais mix
2 Lauchzwiebeln
2 große Tortillas (Weizenfladen; ca. 140 g)
3 EL Olivenöl
10 Eier (Gr. M)
Salz
Chiliflocken

Zubereitung

Fertig in 20 Minuten
Schwierigkeitsgrad: ganz einfach

Lassen Sie den Mais Mix abtropfen. Putzen, waschen und schneiden Sie die Lauchzwiebeln in Ringe.

Schneiden Sie die Tortillas in Streifen. Erhitzen Sie jetzt 1 EL Öl in einer großen Pfanne mit hohem Rand. Braten Sie die Streifen darin ca. 3 Minuten knusprig an und nehmen Sie sie heraus. Erhitzen Sie 2 EL Öl im Bratfett.

Dünsten Sie das Gemüse und die Lauchzwiebeln darin an. Verquirlen Sie die Eier und würzen Sie sie mit Salz und Chiliflocken. Geben Sie die Eimasse in die Pfanne und lassen Sie es unter leichtem Rühren stocken.

Bestreuen Sie das Ei mit Tortillastreifen und füllen es noch warm in eine auslaufsichere Box, so nimmt es die Form gut an.

Asia-Gemüsepfanne

Zutaten für 4 Personen

1 Dose (à 850 ml) Ananas
1 rote Paprikaschote
2 große Möhren
1 Bund Lauchzwiebeln
1 rote Chilischote
1 Bio-Limette
2 EL Öl
4 EL Sojasoße
250 g Bandnudeln oder Reisnudeln
Salz
5 Stiele Koriander

Zubereitung

Fertig in 20 Minuten
Schwierigkeitsgrad: ganz einfach

Lassen Sie die Ananas abtropfen und schneiden Sie sie in Stücke.
Putzen und waschen Sie die Paprika, schälen Sie die Möhren und schneiden Sie beides in Streifen.

Putzen, waschen und schneiden Sie die Lauchzwiebeln in feine Ringe. Waschen Sie nun die Limette mit heißem Wasser. Reiben Sie sie trocken.

Erhitzen Sie Öl in einer großen Pfanne. Braten Sie die Möhren darin für ca. 2 Min. an. Würzen Sie das Ganze mit Chili, Sojasoße, Limettensaft und -schale.

Geben Sie inzwischen die Nudeln in kochendes Salzwasser und bereiten Sie diese gem. der Verpackung zu. Gießen Sie die Nudeln sodann ab und geben Sie sie zum Gemüse. Vermischen Sie alles gut miteinander. Schmecken Sie das Ganze mit Sojasoße ab.

Waschen Sie jetzt den Koriander, schütteln Sie ihn trocken und hacken ihn grob. Geben Sie den Koriander sodann zur Gemüse-Nudel-Mischung.

Süßspeisen

Süße Kürbiswaffeln

Zutaten für 8 Stück

200 g Dinkelvollkornmehl
1 EL Backpulver
1 Prise Salz
1 TL Zimt
1 Vanilleschote
3 Eier (Größe M)
160 ml Milch (1,5 % Fett) (Alternativ Pflanzenmilch)
150 g Kürbispüree
2 EL Ahornsirup (nach Bedarf mehr zum Garnieren)

Zubereitung

Arbeitszeit: 10 Min.

Schwierigkeitsgrad: ganz einfach

Verrühren Sie Dinkelvollkornmehl, Backpulver, Salz, Zimt und das Mark einer Vanilleschote in einer großen Schüssel miteinander und schlagen Sie in einer weiteren Schüssel die Eier schaumig.

Anschließend geben Sie erst die Milch, dann das Kürbispüree und den Ahornsirup zu dem Eischaum und verrühren Sie es.

Nun geben Sie die Ei-Kürbis-Mischung zur der Mehl-Mischung und verrühren Sie es sehr gründlich.

Heizen jetzt das Waffeleisen vor. Geben Sie sodann etwa 2 EL Teig in die Mitte des heißen Waffeleisens. Schließen Sie den Deckel und backen Sie die Waffeln für drei bis fünf Minuten goldbraun. Beträufeln Sie die fertigen Waffeln ggf. mit Ahornsirup.

Mandarinenkuchen

Zutaten für eine Portion

200 g Mehl
75 g Zucker
1 Ei
75 g Margarine
1 TL Backpulver

Für den Belag:
500 g Quark
2 Eier
140 g Zucker
1 Pck. Vanillepuddingpulver
100 g Sauerrahm
80 ml Öl
240 ml Milch
1 kl. Dose Mandarinen
1 Pck. Tortenguss, klar

Zubereitung

Arbeitszeit: ca. 25 Min.

Koch-/Backzeit: ca. 50 Min.

Schwierigkeitsgrad: simpel

Aus den Teigzutaten stellen Sie zunächst einen Mürbteig her und legen Sie diesen in den Kühlschrank.

Verrühren Sie in der Zwischenzeit Quark, 2 Eier und Zucker in eine Rührschüssel.

Rühren Sie nun Vanillepudding, Öl, Sauerrahm und Milch zu einer homogenen Mischung und heben Sie sie unter die Quarkmischung.

Rollen Sie den Mürbeteig nach ca. 45 Min. aus und geben Sie sie in eine Springform. Geben Sie die Quarkmasse darauf (die Masse ist sehr flüssig, wird aber beim Backen gut fest) und verteilen Sie die Mandarinen darauf. Backen Sie in bei 180 Grad für ca. 50 Minuten. Lassen Sie den Kuchen auskühlen. Bereiten Sie den Tortenguss nach Packungsanleitung zu und überziehen Sie zum Schluss den Kuchen damit.

Käsekuchen ohne Boden

Zutaten für 1 Blech

125 g Butter /Margarine
200 g Zucker
1 Pkt. Vanillezucker
3 Eier
1 Flasche Aroma (Zitrone)
1 Pkt. Backpulver
1 Pkt. Puddingpulver, Vanille
2 EL Grieß
1 kg Quark (Magerquark)

Zubereitung

Arbeitszeit: ca. 10 Min.
Schwierigkeitsgrad: simpel

Verrühren Sie alle Zutaten bis auf den Quark in einer Schüssel und zwar für mind. 3 Minuten.

Fügen Sie anschließend den Quark hinzu. Verrühren Sie auch diesen gut.

Geben Sie die Mischung anschließend in eine gefettete Kuchenform und backen Sie ihn bei 175 °C für 50 bis 60 Minuten.

Sie mögen Rosinen? Dann können Sie sehr gerne auch Rosinen noch in den Teig geben! Diese schmecken wunderbar in diesem Kuchen! Ich garantiere Ihnen – dieser Kuchen ist ein wahrer Genuss!

Schlusswort

Sie suchen nach einem ausgewogenen und gesunden Mittagessen für sich und Ihr Kind? Dann finden Sie in diesem Buch super Rezepte die Ihnen genau das liefern. Diese Rezepte sind schnell und einfach zuzubereiten.

Sie wollen zusammen mit Ihrem Kind diese Speisen kochen? Kein Problem! Jedes Gericht kann ganz einfach auch mit Kindern zusammen zubereitet werden. Jedes Rezept enthält viele Schritte die Kinder super ausführen können und wo Ihre kleinen Sie unterstützen können! Sie werden sehen – Diese Rezepte werden Ihre Familie in unterschiedlicher Weise bereichern. Testen auch Sie es aus!

Wir wünschen Ihnen viel Freude beim
Nachkochen

Ihr Team von Vital Food Academy

Weitere Bücher auf Amazon

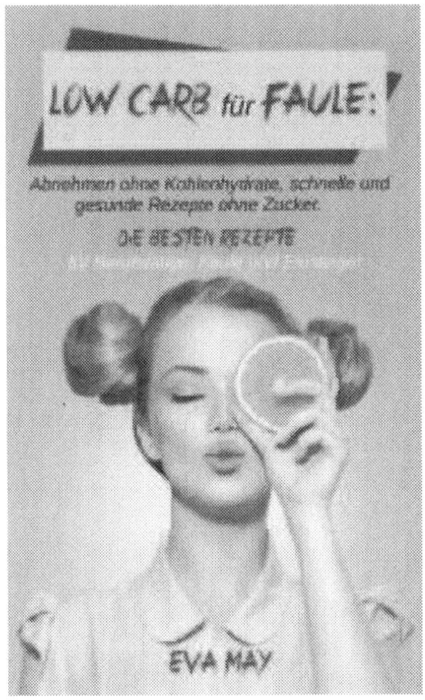

Low Carb für Faule

von Eva May

https://www.amazon.de/dp/B07FS58LPL -

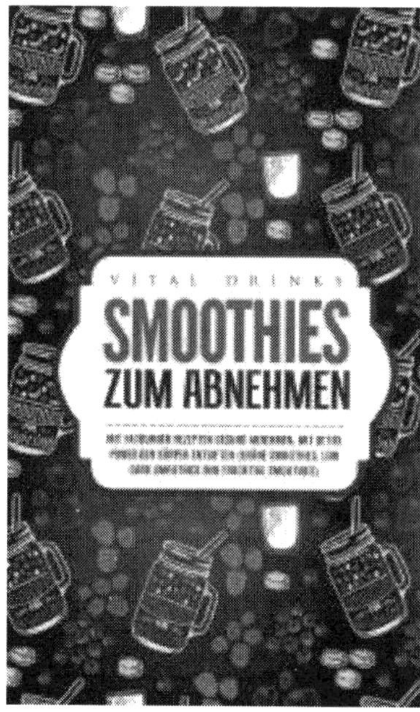

Smoothies zum Abnehmen

von Vital Drinks

https://www.amazon.de/dp/B07F77PD5Z -

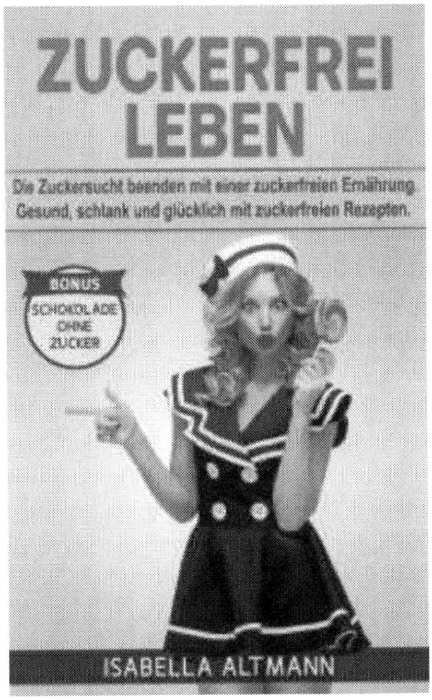

Zuckerfrei Leben

von Isabella Altmann

https://www.amazon.de/dp/B07FLQGMLJ

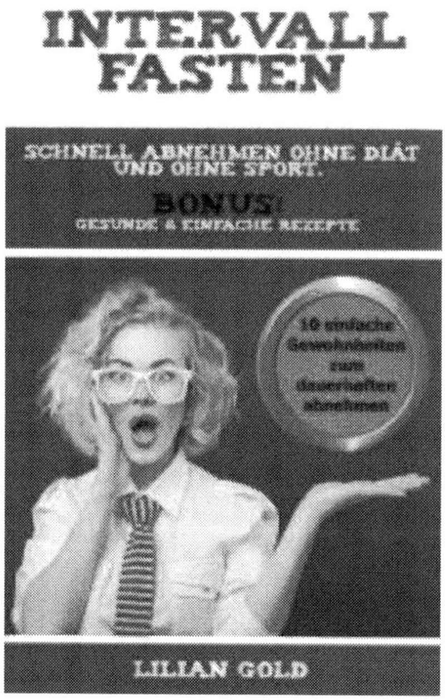

Intervallfasten

von Lilian Gold

https://www.amazon.de/dp/B07FZRPNYQ

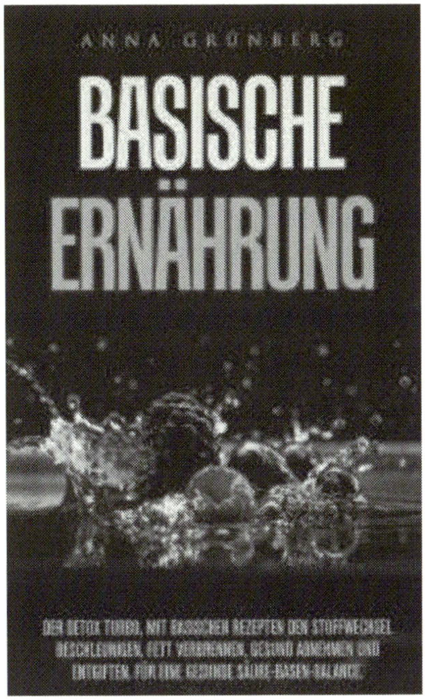

Basische Ernährung

von Anna Grünberg

https://www.amazon.de/dp/B07F7GZTY1

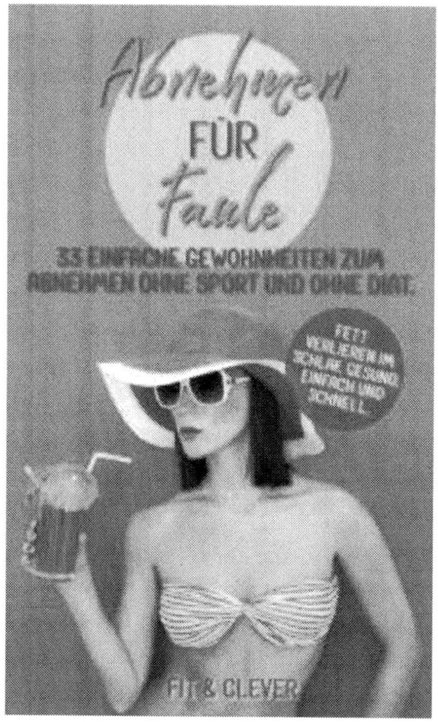

Abnehmen für Faule

von Fit & Clever

https://www.amazon.de/dp/B07GDTL3R1

Haftungsausschluss

Die Verwendung der Informationen in diesem Buch und die Umsetzung derselben erfolgt ausdrücklich auf eigenes Risiko. Der Autor kann für etwaige Unfälle und Schäden jeder Art, die sich bei der Zubereitung der Speisen und Getränke ergeben, aus keinerlei Rechtsgrund die Haftung übernehmen. Haftungsansprüche gegen den Autor für Schäden jeglicher Art, die durch die Nutzung der Informationen in diesem Buch bzw. durch die Nutzung fehlerhafter und/ oder unvollständiger Informationen verursacht wurden, sind ausgeschlossen. Folglich sind auch Rechts- und Schadensersatzansprüche ausgeschlossen. Der Inhalt dieses Werkes wurde mit größter Sorgfalt erstellt und überprüft. Der Autor übernimmt keine Gewähr und Haftung für die Aktualität, Korrektheit, Vollständigkeit und Qualität der bereitgestellten Informationen. Druckfehler können nicht vollständig ausgeschlossen werden. Weiterhin beruht der Inhalt des Werkes auf persönlichen Erfahrungen und Meinungen des Autors. Der Inhalt darf nicht mit medizinischer Hilfe verwechselt werden.

Impressum

1. Auflage

Kontakt: Daniela Krellwitz/ Konradstraße 7/ 38112 Braunschweig
Covergestaltung: Hanna Heckmann
Coverfoto: depositphotos.com

39539440R00052

Printed in Poland
by Amazon Fulfillment
Poland Sp. z o.o., Wrocław